Docteur VERNY

de Boulogne-sur-Mer.

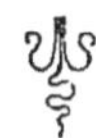

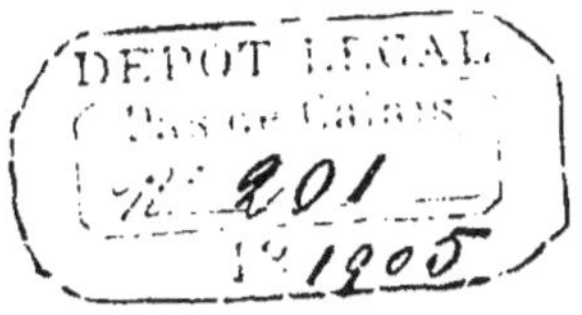

CONTRIBUTION

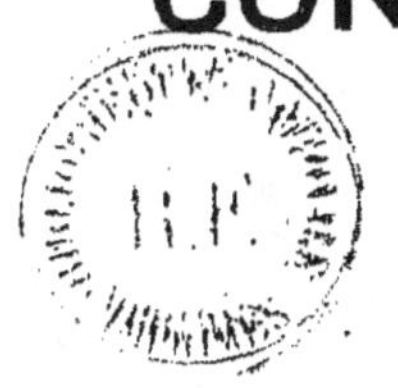

à l'Étude des

ENTERONEVROSES

Leurs Traitements

Électriques

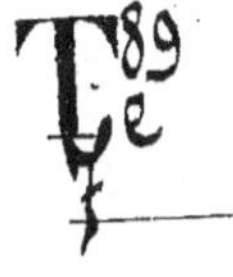

Boulogne-sur-Mer

Imprimerie L. Battez, J. Debusschère, succ.

5, Place de Capécure.

DOCTEUR VERNY

de Boulogne-sur-Mer.

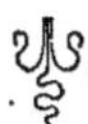

CONTRIBUTION

à l'Étude des

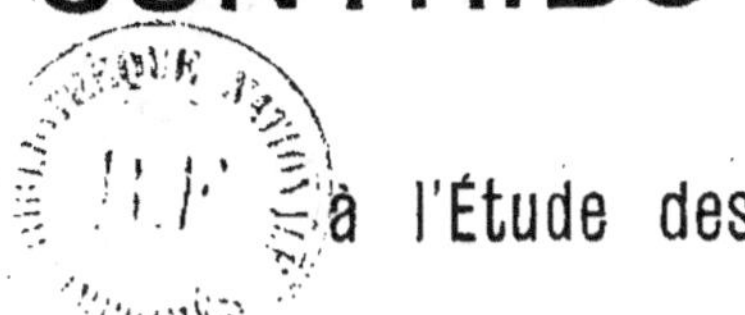

ENTERONEVROSES

Leurs Traitements

Électriques

Boulogne-sur-Mer

Imprimerie L. BATTEZ, J. DEBUSSCHÈRE, succ.

5, Place de Capécure.

CONTRIBUTION A L'ÉTUDE DES ENTERONEVROSES

Par le Dr VERNY de Boulogne-sur-Mer

Le chapitre de pathologie interne qui semble le plus avoir été remanié dans ces dernières années est celui qui est consacré aux maladies de l'estomac et de l'intestin. Sur les divisions des affections de l'estomac, l'entente est loin d'être faite. A l'hyperchlorhydrie et l'hypochlorhydrie ont succédé l'hypersthénie et l'hyposthénie, mais ces dénominations nouvelles n'ont pas mis au point l'obscur chapitre des dyspepsies. L'intestin a plus bénéficié des études modernes. L'appendicite en particulier plus connue, mieux étudiée a éclairé d'un jour tout nouveau la pathologie abdominale.

Nous ne nous occuperons ici que des névroses intestinales et dans ce cadre nous ferons rentrer les colites et les constipations habituelles.

Nous nous attacherons d'abord à montrer le rôle important, unique même que joue le système nerveux dans la pathogénie de ces affections, justifiant ainsi l'exactitude de ce nouveau vocable «Enteronévrose». Nous ne nous étendrons pas sur ce sujet qui a été traité par des auteurs plus autorisés, en particulier par G. Lyon dans une excellente monographie parue au mois d'avril 1904. Nous nous contenterons de résumer brièvement les arguments qui sont en faveur de la théorie nerveuse que nous soutenons et qui est actuellement adoptée par la majorité des médecins.

Puis, par des déductions et des observations prises dans notre clientèle nous prouverons l'efficacité du traitement électrique.

ÉTIOLOGIE. — Chez qui rencontrons-nous le plus souvent les colites et les constipations? Chez des neuroarthritiques, des individus entachés de nervosisme, soit héréditaire, soit acquis.

La débilité nerveuse, la neurasthénie, l'hystérie, le surmenage physique, les chagrins prolongés, les émotions vives sont des causes fréquentes de névrose intestinale.

Citons à ce propos l'opinion de Le Gendre : « Plus je vois
« de malades atteints de colite muco-membraneuse, plus je suis
« convaincu que la pathogénie de ce syndrôme est dominé par
« un état névropathique général et originel. Ce qui me fait dire
« que la stase fécale ne suffit pas pour amener l'hypersécrétion
« du mucus du colon avec les modifications qualificatives de la
« mucine qui aboutissent à l'état membraniforme, c'est qu'on
« rencontre souvent des malades n'allant à la garde-robe qu'à
« des intervalles éloignés pendant de nombreuses années, sans
« présenter jamais cependant cette augmentation et cette
« transformation lamelleuse de la sécrétion muqueuse du
« colon. »

D'autres causes peuvent provoquer l'entéronévrose; on la rencontre fréquemment chez des individus atteints de ptoses, néphroptoses, hépatoptoses, de lithiase, d'appendicite, d'affections utérines. C'est là une action reflexe partie du plexus solaire qui tient sous sa dépendance les modifications motrices, vaso-motrice et secrétoire de l'intestin.

Rappelons que l'intestin est simplement inervé par des filets du sympathique, branche du solaire ou du plexus lombo-aortique ; que d'autre part ces plexus envoient des branches aux différents organes abdominaux (rein et plexus rénaux,

•branche du solaire) ou sont en connexion étroite avec les plexus
pelviens qui reçoivent leurs nerfs d'une partie du colon.

Dans ces conditions, rien d'étonnant si les tiraillements
d'un rein ou d'un utérus ptosé, entraînent des troubles intestinaux, puisque les nerfs de ces organes sont les branches
d'un même tronc. Cela est si vrai que ces troubles disparais-
sent lorsque les tiraillements cessent.

SYMPTOMATOLOGIE. — Au point de vue symptomatique

nous allons voir que les signes essentiels qui caractérisent
les entéronévroses — *le spasme, la douleur, les troubles secrétoires,*
— sont également sous la dépendance du système nerveux.

Du Spasme — Lorsqu'on palpe le ventre d'un malade
atteint d'entéronévrose, le symptôme que l'on rencontre presque
constamment est le spasme intestinal. Sur le trajet du colon,
soit sur sa partie ascendante, transverse ou descendante, quelquefois sur toute sa longueur on a une sensation de corps ar-
rondi et dur qui roule sous le doigt comme un morceau de
câble, d'où le nom de *corde colique* que l'on donne à ce phéno-
mène. Ce spasme qui implique naturellement l'idée d'excitation
nerveuse ne peut être dû qu'au sympathique puisque seul il
inerve l'intestin.

C'est Fleiner qui, en 1893, fit ressortir toute l'importance
du spasme dans la constipation. Avant lui, on pensait que la
constipation était due à une sorte de paralysie de l'intestin: on
ne connaissait alors que les formes atoniques. Aujourd'hui les
rôles sont renversés, on sait que la forme atonique est beaucoup moins fréquente que la forme spasmodique; on admet
même chez certains malades le mélange des deux formes:
l'atonie et le spasme. En résumé dans les deux cas le résultat
est le même, la constipation s'installe, ou parce que la contrac-
ture empêche le bol fécal de progresser, ou parce que la tu-

nique musculaire distendue n'a plus l'énergie suffisante pour remplir ses fonctions.

Dans la colite également le spasme joue le premier rôle. Nous trouvons en outre ici des phénomènes douloureux, des alternatives de constipation et de diarrhée avec expulsion de fausses membranes, syndrôme que l'on a désigné sous le nom d'entérocolite muco-membraneuse.

De la Douleur — Le spasme et la douleur sont fréquemment associés, mais ils peuvent exister indépendamment l'un de l'autre. Nous connaissons des malades constipés qui ne souffrent nullement de leur constipation et qui présentent une corde colique des plus caractérisée. Quand elle existe, cette douleur peut présenter tous les degrés; insignifiante chez les uns, elle peut être chez les autres extrêmement pénible.

Au point de vue pathogénique la question de la douleur dans les entérites a été bien étudiée par le docteur Esmonet de Châtel Guyon, dans un travail récemment paru.

Tout en acceptant l'hypertension artérielle comme cause suffisante dans la colique de plomb, cet auteur reconnaît deux autres causes beaucoup plus importantes, beaucoup plus fréquentes : le tiraillement mésentérique et la névralgie des neurones sympathiques.

Troubles secrétoires — De même que la douleur, les troubles secrétoires peuvent être rattachés à une irritation nerveuse. Il n'est pas nécessaire, en effet, de faire intervenir des lésions de la muqueuse intestinale pour expliquer la présence quelquefois considérable de glaires et de fausses membranes géantes. Ces lésions n'existent pas; les rares autopsies pratiquées jusqu'à ce jour n'ont apporté aucun fait probant à l'appui de la théorie inflammatoire qui veut faire de l'entérocolite une inflammation du colon.

Par contre on a pu déterminer chez des animaux des selles glaireuses par irritation du sympathique abdominal.

C'est ainsi que Bernard et Hallion en liant sur un lapin et sur un chien les filets du plexus mésentérique ont provoqué des selles caractéristiques de l'entérite. Soupault a pu, en irritant chez le lapin la vésicule biliaire ou en mobilisant le rein déterminer des selles glaireuses sans qu'il y ait infection. C'est encore là un trouble se rapportant à un mauvais fonctionnement du sympathique. « Si, dit François Franck, en parlant « de l'appareil sympathique, au lieu d'être maintenue dans une « limite physiologique, la stimulation sensitive viscérale dépasse « la normale et devient une véritable irritation pathologique, « la réaction se proportionne à la valeur exagérée de la provo- « cation et l'on voit alors apparaître des congestions réflexes « abdominales et tout un cortège de troubles moteurs et secré- « toires. »

Par leur étiologie, leurs causes multiples, leurs symptômes, l'entérocolite et la constipation peuvent être rangées à bon droit dans le cadre des névroses.

DU TRAITEMENT

C'est donc sur le sympathique qu'il faut agir. Mais par quel procédé? Les divers traitements médicamenteux, purgatifs ou laxatifs, destinés à exciter l'intestin ne peuvent avoir qu'un résultat en face du spasme : augmenter ce dernier.

Depuis les travaux de Fleiner, tous les médecins ont compris ce contre-sens thérapeutique ; aussi les procédés de force furent remplacés par des procédés de douceur. Les lavages sous faible pression, les lavements d'huile sont encore couramment employés avec succès, bien que de divers côtés on ait signalé leur abus qui entretient souvent la constipation en entretenant le spasme colique.

Larat, dans son traité d'électrothérapie paru en 1890 n'insiste pas sur le traitement des constipations précisément parce que jusque là on n'avait 'employé que la faradisation brutale ayant pour but d'exciter le spasme intestinal dont on ne tenait pas compte; on allait ainsi à l'encontre du résultat cherché. .

Le professeur Doumer de Lille, puis Delherm et Laquerrière eurent l'idée d'employer la galvanisation : là aussi la méthode de douceur s'est substituée à la méthode de force en donnant les meilleurs résultats.

Déjà Doumer avait traité avec succès des constipations opiniâtres à l'aide du bain statique et du souffle dirigé sur les fosses iliaques. Les observations qu'il a publiées sur ce sujet sont fort intéressantes; elles montrent l'heureuse influence de l'électricité qui agit par le bain statique comme agent sédatif du système nerveux général et abdominal. Si l'on songe que les constipés chroniques sont souvent des névropathes, on comprendra sans peine l'efficacité de la statique qui est, on le sait, le traitement de choix des neurasthéniques.

A notre sens, le courant galvanique doit être surtout appliqué contre les névroses intestinales, que l'on ait affaire à des troubles correspondant à des modifications anatomiques du système sympathique, ou qu'il existe simplement des altérations purement dynamiques.

Puisque la majorité des médecins s'accorde à reconnaître l'efficacité du traitement galvanique dans les névralgies et névrites, pourquoi n'adopterait-on pas la même technique pour les troubles nerveux abdominaux ? Agissant heureusement sur des membres douloureux, il est naturel qu'il agisse de même sur les plexus mésentériques.

Nous avons eu dernièrement l'occasion de guérir une névralgie faciale à tic douloureux traitée sans résultat par tous les moyens depuis plusieurs mois. Les douleurs étaient si atroces et si continues que le malade las de souffrir voulait être opéré. Des applications de courant continu par un procédé que nous exposerons dans un travail ultérieur, l'ont rapidement soulagé et depuis cinq mois la guérison s'est maintenue. Je cite cet exemple pour mettre en lumière l'action sédative de la galvanisation sur les névralgies. Ce qui est vrai pour la face est applicable pour l'abdomen ; de part et d'autre, nous nous adressons à une fonction nerveuse déséquilibrée.

Existe-t-il un autre moyen physique capable d'intéresser la masse intestinale aussi intimement, aussi profondément que la galvanisation ? Nous ne le pensons pas et dans le cas qui nous occupe, ni le massage, ni l'hydrothérapie ne sauraient être comparés à l'agent électrique. Très souvent nous associons au courant galvanique à haute intensité (50 à 100 milliampères) une faradisation légère, avec un trembleur rapide, ce qui constitue le courant de Wateville ou galvano-faradisation (Delherm, Laquerrière). C'est dans le but de lutter contre le spasme, de le fatiguer en quelque sorte par des vibrations rapides, analogues au massage vibratoire.

Par quel mécanisme agissent les courants galvaniques ? Comment expliquer leur action sédative ? On ne peut répondre actuellement que par des hypothèses ; par décongestion des nerfs, par révulsion amenant un balancement entre les parties profondes et les parties périphériques. En médecine d'ailleurs ne procédons-nous pas empiriquement la plupart du temps et bien embarrassé serait le clinicien à qui on demanderait d'expliquer comment agit le mercure dans la syphilis.

Dans ces questions encore à l'étude, rien n'est plus instructif que les faits cliniques, aussi allons-nous exposer les résultats obtenus par les auteurs qui se sont occupés du traitement électrique des entéronévroses.

Dans sa monographie citée plus haut, Gaston Lyon rapporte que pendant un an, il a eu l'occasion d'adresser 17 de ses malades à des confrères s'occupant spécialement d'électrothérapie : « Si nous préconisons chaleureusement l'emploi « de l'électricité, malgré le petit nombre de nos observations « personnelles, c'est que chez ces malades, tous atteints depuis « plusieurs années (8 ans pour le plus anciennement malade, « 2 ans environ pour le plus récemment) la maladie s'était « montrée rebelle aux divers traitements institués soit par nos « confrères, soit par nous; c'est que les résultats ont été « constants et complets et qu'ils se sont maintenus jusqu'ici « chez les malades que nous suivons encore; c'est qu'enfin « nous devons tenir un compte égal des résultats obtenus et « publiés par nombre de médecins autorisés, notamment par « Doumer, Delherm et Laquerrière. » G. LYON, loc. cit.

Voici d'autre part les résultats de Delherm et Laquerrière publiés l'an passé dans les annales d'électrologie.

Sur 41 cas de constipation rebelles aux médications classiques, les résultats ont été les suivants ; 3 traités insuffisamment, 2 insuccès francs et 36 sujets ayant obtenu au cours du traitement, au minimum 25 selles par mois. Sur ces derniers 29 ont été revus en des temps allant jusqu'à 16 mois après la cessation des séances, chez 26 le résultat s'est maintenu intégralement. Sur 29 malades atteints d'entérocolites rebelles aux traitements habituels, voici les résultats obtenus : 5 insuccès, 24 sujets qui au cours du traitement ont obtenu 25 à 30 selles spontanées avec disparition de douleurs, de peaux et glaires, disparition de crises de diarrhée quand il y en avait; 16 de ces malades ont été revus en des périodes s'étendant jusqu'à 16 mois après la cessation du traitement, 2 avaient une rechute complète, 3 une rechute partielle immédiatement jugulée par quelques séances, les autres gardaient intégralement les bénéfices acquis.

Pour notre part, les résultats que nous avons obtenus dans notre pratique sont des plus encourageants. Tous nos malades ont retiré un bénéfice marqué, sinon une guérison complète, du traitement par la galvano-faradisation à haute intensité que nous avons systématiquement employée. Dans quelques cas, pour des sujets extrêmement nerveux, nous avons ajouté à l'application habituelle un bain statique d'une dizaine de minutes.

Nous allons maintenant résumer brièvement quelques observations prises dans notre clientèle.

OBSERVATION I

Madame M.... nous a été envoyée par le docteur Ovion, au mois de juillet 1904. Elle présentait une constipation opiniâtre depuis douze ans. Pendant les deux derniers mois son affection a augmenté et elle n'allait à la selle que tous les huit ou dix jours, si bien que dans la deuxième quinzaine de juin le docteur Ovion a dû pratiquer chez elle deux curages du rectum sous le chloroforme.

C'est une femme nerveuse qui n'a pas de passé pathologique. Je la vois le 12 juillet; à l'examen on sent son colon ascendant et descendant très nettement contracturé. J'essaie séance tenante la galvano-faradisation avec 100 milliampères pendant 15 minutes sans résultat. Même opération le lendemain sans résultat.

Le 16 juillet, je donne deux lavements électriques qui provoquent seulement une selle insignifiante. Le 18 juillet, je reviens alors à la galvano-faradisation et le lendemain une amélioration manifeste se produit. A partir de cette époque, pendant plusieurs mois le traitement a été continué avec des alternatives de progrès et de rechute jusqu'à la parfaite guérison.

OBSERVATION II

Miss H.... 20 ans a présenté il y a 4 ans, à la suite d'une chute, des symptômes de péritonite. Depuis elle ne va à la selle qu'à l'aide de laxatifs ou purgatifs variés. Un traitement par le massage, suivi l'an dernier, l'a soulagée mais l'amélioration n'a pas persisté. Etat actuel : la santé est bonne, cette jeune fille ne se plaint que de sa constipation qui cède au cascara.

A l'examen de l'abdomen on provoque une douleur dans la fosse iliaque droite, le ventre est souple, il n'existe pas de corde colique.

Traitement. - J'emploie la galvano-faradisation rythmée avec 60 milliampères et dès la première séance, la malade obtient une selle spontanée le lendemain.

Du 6 au 20 août, je fais 14 séances. Miss H... quitte alors Boulogne : son intestin fonctionne régulièrement tous les jours sans secours d'aucun laxatif et sans régime alimentaire spécial.

OBSERVATION III

Le docteur Ovion nous présente Madame D... au mois de décembre dernier. C'est une entéroptosée souffrant surtout de constipation opiniâtre très ancienne qui donne lieu à des troubles divers par auto-intoxication.

Grâce au relâchement de sa paroi intestinale, la corde colique est sentie très nettement sur tout le trajet du gros intestin.

Nous appliquons la galvano-faradisation avec 50 milliampères. A la troisième séance, une selle spontanée se produit, ce qui n'avait pas eu lieu depuis nombre d'années.

Pour des raisons de famille, la malade quitte Boulogne et nous ne l'avons plus revue. Le fait intéressant ici, c'est la rapidité d'action du traitement chez une personne qui l'avait pourtant accepté sans conviction.

OBSERVATION IV

Mademoiselle C... 28 ans est atteinte d'entéro-colite depuis 18 mois. Constipation s'accompagnant de fausses membranes abondantes. Le traitement par lavages intestinaux n'a rien donné. Elle consulte le docteur Ovion qui nous l'adresse au mois de novembre dernier.

C'est un cas typique de colite muco-membraneuse avec le cortège complet des symptômes étudiés plus haut : spasme, douleur, troubles secrétoires. Chez cette malade, le spasme qui siège surtout au niveau du colon transversal, est si accentué qu'il donne au premier abord l'impression d'une tumeur.

Nous commencons une série de séances de galvano-faradisation à 80, 100 milliampères répétées tous les deux jours. Dès le début, les douleurs diminuent mais la constipation cède moins facilement. A la fin de décembre quelques selles spontanées se produisent. Nous revoyons la malade avec le docteur Ovion et nous nous décidons à la mettre au repos complet pendant 15 jours.

Ce délai expiré, Mademoiselle C... revient nous dire que depuis sa dernière visite, elle a été chaque jour à la selle et sans fausses membranes. Elle accuse encore des douleurs abdominales quelquefois très pénibles ; contre ce symptôme j'emploie les courants sinusoïdaux et je cesse tout traitement.

Deux mois après la malade est venue nous confirmer sa complète guérison.

OBSERVATION V

Madame D... est une malade du docteur Ovion qui depuis six ans n'a cessé d'être nourrice que parce qu'elle était enceinte et qui est très fatiguée de cette succession d'efforts.

Elle souffre surtout d'atonie colique avec contractures, constipation et diarrhée alternative s'accompagnant de fausses membranes.

Des selles très dures, ovillées sont obtenues fort difficilement tous les 4 ou 5 jours. Du 15 février au 27 mars, nous faisons assez régulièrement de jour à autre des séances de galvano-faradisation avec 60 à 80 milliampères, pendant 20 minutes. Amélioration successive jusqu'à la guérison complète.

·OBSERVATION VI

Madame M... nous est adressée par le docteur Debusschère en juillet dernier. Depuis 9 ans cette malade est atteinte d'entérocolite avec constipation ; elle a suivi divers traitements sans obtenir aucun résultat. Actuellement elle a des crises douloureuses fréquentes empêchant même le sommeil et s'accompagnant d'expulsion de fausses membranes abondantes. Chaque matin, elle est obligée pour vider son intestin d'avoir recours à un grand lavage de deux litres d'eau.

A l'examen du ventre, on trouve une corde colique très accusée, en outre le rein droit est flottant. J'applique la galvano-faradisation avec 70 milliampères en moyenne trois fois par semaine.

Dès la première séance, la malade éprouve un soulagement manifeste. Quelques jours après, elle obtient une selle spontanée normale, sans fausses membranes.

Depuis lors, la guérison s'est maintenue, l'état général est redevenu satisfaisant.

OBSERVATION VII

Monsieur B... est un nerveux, directeur d'une entreprise commerciale qui lui donne de grandes préoccupations. Il souffre surtout de constipation caractérisée par des selles rares et ovillées. Il n'a jamais remarqué de fausses membranes, ni de glaires, mais cet état l'affecte.

Je le soumets au traitement habituel et en quelques

séances les selles se régularisent et redeviennent normales.

Le malade est venu m'annoncer dernièrement que sa fonction intestinale ne lui donnait plus aucun souci.

OBSERVATION VIII

Miss D.... est une myxœdémateuse que le docteur Aigre veut bien nous confier. Le seul remède à sa constipation absolument rebelle à tout traitement, est le curage du rectum qu'on a dû pratiquer deux fois chez elle à dix jours d'intervalle.

Une séance de galvano-faradisation à 60 milliampères suffit pour provoquer une selle. Le traitement continué pendant environ trois semaines amène une guérison complète de la constipation.